Comer Bien Para Mantenerse Bien

Comer Bien Para Mantenerse Bien

"SI no esta dentro de ti, esta sobre ti"

Jean Gaffney

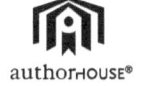

authorHOUSE®

AuthorHouse™
1663 Liberty Drive
Bloomington, IN 47403
www.authorhouse.com
Phone: 1-800-839-8640

Published by AuthorHouse   4/11/2012

ISBN: 978-1-4685-2415-4 (sc)
ISBN: 978-1-4685-2413-0 (e)

Library of Congress Control Number: 2011962148

Comer bien para mantenerse bien es una pequeña "guía de bolsillo" que contiene importantísimas recomendaciones para la salud presentadas en un formato que es tanto gracioso, practico y profesional. Nos sacamos el sombrero ante Jean Gaffney, una enfermera que nos recuerda que somos cuerpo, alma y espíritu …

Y porque nuestro cuerpo es la casa que contiene el alma y el espíritu, debemos de cuidar de este cuerpo para poder satisfacer completamente el plan que Dios tiene para nosotros en la Tierra.

Primera de Corintios 6:19-20 dice: Nuestro cuerpo es el templo del Espíritu Santo que vive en ti, Aquellos que han recibido (como regalo) de Dios. Tu no estas a tu propia disposición … Dale Honor a Dios y glorifícalo con tu cuerpo.(AMP)

Nos sentimos bendecidos de haber sido escogidos para revisar este primer intento de la autora de documentar la habilidad que Dios le ha proporcionado de dar a conocimiento estos importantes lineamientos para el bienestar y la comida saludable.

Pastores Ernesto y Brenda Sewell
Iglesia de la Comunidad de la Nueva Roca Sólida.
Baltimore Maryland

Estas guías de comida saludable son muy útiles y apreciadas. Su pequeña guía sirve como un inspirador recordatorio para todos nosotros que debemos de ser muy cuidadosos de lo que comemos.

Como cardiólogo, aprecio el tener una guía que complemente mi plan de tratamiento, al enfocar lo que el paciente y su familia puede hacer para conseguir un estilo de vida saludable. Sus comentarios de la importancia de monitorizar la ingesta de sodio y glucosa son herramientas esenciales para recalcar su importancia.

Su perseverancia a sido de tal nivel que la llevo a escribir un libro que dirige a nuestra comunidad a tener opciones alimentarias. Esta guía será una gran ayuda para aquellos que la tomen con seriedad.

El libro de Jean es indiscutiblemente una excelente adjunto para alcanzar un exitoso manejo de la salud.

Otras personas de su misma profesión pueden también utilizar su libro para educar a sus pacientes en los esfuerzos colectivos par alas guías de tratamiento.

Conociéndola esta no será su última obra. Le deseo

a ella y a la comunidad a la que ella pertenece el mayor de los éxitos.

Camellus O. Ezeugwu MD, Ph.D.,FACC, FACP
Profesor Asociado de Medicina
Universidad Johns Hopkins
Director Just Heart Cardiovascular Group, Inc.
Baltimore, Maryland

Dedicatorias

A la ayuda de mi hija, Kimberly, por editar y seleccionar los gráficos que han añadido la chispa de humor que yo buscaba. Sus esfuerzos y paciencia son por siempre apreciados.

A mi amigo Doctor Ezeugwu, compañero en mis esfuerzos para la educación en salud. Le digo "gracias". Su experiencia y comentarios como el renombrado cardiólogo que es, son altamente reconocidos.

Gracias especiales a Celián Valero M.D. y a Luis Rosas por la ayuda en la traducción de este libro.

A mis Pastores, Brenda y Ernesto Sewell, les agradezco, no solo por su apoyo y por revisar este libro, sino además por sus enseñanzas y su guía espiritual en la referencias de las escrituras acerca de como Dios cuida de nuestros cuerpos. Recordare su gran ayuda durante el tiempo en el que trabajamos juntos para producir tan exitosos esfuerzos en el ofrecimiento a nuestra comunidad de libros, videos, y talleres donde enseño a hombres y mujeres a mantener su propia salud a base de auto-monitoreo y revisiones. En verdad he sido bendecida por mis esfuerzos de ayudar a la gente de Dios y lo agradezco.

Que Dios bendiga este pequeño manual de bolsillo como una herramienta adicional para continuar nuestros deseos para estar en Buena salud.

JG

Índice

Introducción.. 1

¿Que es una caloría y por que me debo de
   tenerla en cuenta?.. 5

¿Como afectan las calorías a mi peso?.......................... 5

¿Cual es el ABC de comer para mantenerse sano?.... 6

¿Cuales son los principales grupos alimentarios
   y como los puedo entender?................................... 7

Principios básicos de la pirámide alimentaria............. 7

Buscando los alimentos adecuados 9

Tomando las decisiones inteligentes 9

Bocadillos saludables para los niños. 11

¿Que hacen las vitaminas y minerales? 12

Una palabra acerca del agua:......................................13

Comprando haciendo uso de las etiquetas:
   ¿Que es bueno? y ¿Que es malo?............................14

¿Que se puede decir acerca de ejercicio efectivo?..18

La relación entre el estrés y el comer 20

Recetas: 20

Tilapia al limón, queso parmesano con
   vegetales verdes. 23

   Ensalada en salsa de mango y frejoles 24

Planeamiento del menú...24

Planeando la jornada de una comida familiar
   semanal 25

Enfocándose en obtener una buena salud de
   por vida 28

 Damas: 28

 Hombres..29

Como Reconocer : un infarto cardiaco y un
   derrame cerebral...30

Cuales son los signos de un infarto cardiaco 31

¿Que es un derrame cerebral?..................................32

¿Cuales son la señales de un derrame cerebral o
   de un o un principio de derrame cerebral ?..........32

Su investigación y compromisos................................33

Resumen de comidas saludables 35

fuentes de información..50

Introducción

El Mercado esta saturado de buenas noticias acerca de productos para perder peso. Como profesional de la salud, por mas de treinta años, mientras trabajo para ayudar a mantener o restablecer la salud en su mejor nivel, he encontrado muchos maneras de presentar manejo de peso presentado por hombres de leyes, y profesionales prometiendo un reducción satisfactoria de peso a pacientes o consumidores que a quienes cumplan con sus recomendaciones.

Lo mas importante que he aprendido es que: El éxito de cualquier programa depende de la credibilidad en el plan y del compromiso individual del cliente. Mas aun, seamos claros, algunos de estos planes no han probado ser saludables después de todo.

Así es que usted se podría preguntar, ¿que hace que esto sea tan diferente del resto? En una palabra, simplicidad. Yo lo invito a tomar parte de un programa sencillo, fácil de entender , relativamente barato y práctico diseñado para el éxito. El éxito en la modificación de los hábitos alimentarios mas que enfocarse en la perdida de peso. En otras palabras esto va a formar parte de su diario vivir, será fácil de obtener y le ofrecerá una buena variedad. El objetivo de esta pequeña guía de bolsillo es el ofrecer de una manera sencilla y básica el significado de comer y sugerir maneras duraderas de mantener estilos de vida saludables.

Nuevamente, el único requerimiento es un compromiso serio para el cambio. ¡Eso es! No mas trucos, solo simplemente planear. Mas aun , yo he incluido algunas cosas buenas y divertidas para aquellos momentos de "celebración" (pero usted tendrá que leerlas para descubrir el verdadero placer en ellas)

Esta guía prueba ser beneficiosa para el lector serio, junto con una plegaria ocasional para reforzar la fuerza espiritual requerida para el éxito. Lo ayudara a incrementar su probabilidad de longevidad a través de una enseñanza en el comer saludablemente como un estilo de vida que puede ser transferido a sus hijos a otros familiares o amigos cercanos. Solo piénselo, la vidas de muchas generaciones venideras se pueden beneficiar de hábitos de buen comer hoy mismo. Por lo tanto , esto no puede ser un simple enfoque personal sino que debe de ser uno que pueda ser compartido por otros, hasta que los hábitos saludables de comer se conviertan en un hábito.

Al final, le ofreceré algunas recetas rápidas saludables , y a la vez deliciosas.

Bueno, es suficiente acerca de introducciones. Esta guía debería convertirse en parte de su vida diaria. Debería ser llevada en su cartera, o su bolsillo cuando vaya a los supermercados a los restaurantes, de manera que pueda revisar lo que puede y no puede hacer, hasta que haya memorizado su contenido. Eventualmente, a través del proceso, usted será capaz de escoger los alimentos que le den longevidad, para usted y su familia. Mas aun, espero que usted se adhiera a esta frase graciosa pero verdadera hacer de sus hábitos alimentarios:

"SI no esta en usted esta sobre usted" (Derivado de mi experiencia con un Viejo doctor con los pies en la tierra, con quien alguna vez trabaje)

Recuerde, el Espíritu (la palabra) de Dios nos dice como El quiere que nosotros tengamos vida, y vida en abundancia. Mas aun, El nos desea lo mejor en Juan 3,2 ; " Querido amigo, yo oro para que todo este bien contigo , yo oro para que tu cuerpo se fortalezca de la misma manera que se que tu espíritu es fuerte" (CEV)

Así es que, dependa de su guía, mientras usted y su familia empiezan este viaje.

Dios lo bendiga.

¿Que es una caloría y por que me debo de tenerla en cuenta?

Una caloría es una unidad de energía que mide la cantidad de energía que ciertas comidas proveen al cuerpo cuando son ingeridas. El cuerpo necesita las calorías para funcionar adecuadamente. La calorías producen la cantidad de energía, de las proteínas, carbohidratos, nutrientes y grasa para dar combustible a su cuerpo. Cuando usted come su cuerpo convierte la comida en combustible, procesándolo para producir calorías (energía).

¿Como afectan las calorías a mi peso?

3500 calorías equivalen a una libra de peso corporal. Las calorías de sus comida provienen de fuentes como los carbohidratos, proteínas y grasas. Por ejemplo, un gramo de carbohidratos contiene 4 calorías. Un gramo de proteínas contiene también 4 calorías; mientras que un gramo de grasa contiene 9 calorías; lo cual es mas del doble de la cantidad que proveen los carbohidratos y las proteínas. Por eso es que una misma porción de comida puede contener muchas mas calorías. Los nutricionistas no recomiendan el conteo de calorías en adolescentes a menos de que esto sea recomendado por un médico.

¿Cual es el ABC de comer para mantenerse sano?

A: Permita que el desayuno sea su primera comida del dia no mas alla de las 11am. Seguida por otra comida (una comida ligera de mediodía) alrededor de las 3pm. La última comida debería ser consumida alrededor de las 7pm. Un "snack" nocturno ligero de leche y dos galletas o un jugo y tres crackers puede ser consumido alrededor de las 8pm, luego de eso solo agua.

B: Sea perseverante acerca del cuidado de su cuerpo / su templo dado por nuestro Creador. Converse con El acerca de sus dificultades para eliminar o controlar sus malos hábitos alimentarios.

C: Lleve con usted lo aprendido acerca de comer mas saludablemente y vivir mas y úselo como herramienta para enseñarle a la siguiente generación. Esta guía le ofrecerá un apoyo mientras usted aprende y enseña a su familia acerca de las comidas para promover un saludable estilo de vida.

¿Cuales son los principales grupos alimentarios y como los puedo entender?

Principios básicos de la pirámide alimentaria

Las escuelas en los Estados Unidos han intentado históricamente enseñarnos acerca de la pirámide alimentaria. El entenderla y aplicarla a los diferentes grupos alimentarios puede ser complicado. Sin embargo, ahora mas que nunca, los principios básicos de la pirámide alimentaria, como lo recomienda el gobierno de los Estados Unidos en el área de nutrición, son mucho mas fáciles de entender. Yo he incluido el diagrama de la pirámide alimentaria junto con un pequeño resumen de los grupos de comida que la conforman.

- Frutas y vegetales: de dos a cuatros porciones diarias. Reduzca los carbohidratos a cuatro porciones diarias.

- Granos: sirva 3 onzas diarias de granos de trigo entero como pasta, pan , cereales o arroz.

- proteínas: escoja 3 onzas de fuentes altamente ricas en proteínas por comida como carnes magras, pescado, pollo, frijoles, nueces, lentejas, u otros vegetales ricos en proteínas. Reduzca la ingesta de grasas saturadas, colesterol y grasas transaturadas.

- Lácteos: tres porciones diarias o substitutos lácteos.

- Reduzca los dulces y la sal. Escoja sus comidas y sus "snack" sabiamente. Haga lo que pueda para escoger los alimentos ricos en nutrientes en cada grupo. Si necesita evitar comidas de uno o mas grupos alimentarios, por ejemplo si usted no consumen productos lácteos debido a que sufre de intolerancia a la lactosa, escoja entre otras comidas que tengan buenas fuentes de calcio y otros nutrientes encontrados en los productos lácteos

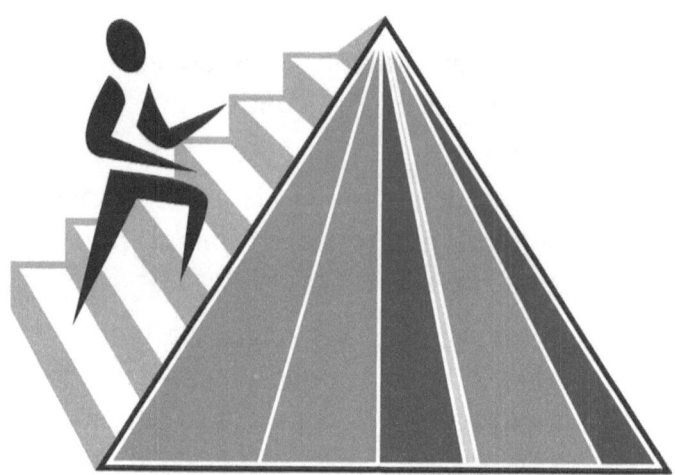

Buscando los alimentos adecuados

- Cuando se encuentre buscando por opciones mas saludables, vaya hacia la parte exterior de los pasillos de los supermercados . Usted va a notar que en la mayoría de la tiendas las opciones menos saludables se encuentran en el parte central.

- Los vegetales crujientes para los niños son una excepción para la regla de "los pasillos". Estos "snacks" son mas saludables y pueda que sean mas aceptados por los exigentes pequeños , por lo tanto diríjase hacia los que contengan menos azúcar y sal.

Tomando las decisiones inteligentes

Es importante el tomar decisiones inteligentes y tomar en cuenta el tamaño de las porciones cada vez que se encuentra en el supermercado, en su trabajo, o en su restaurante favorito, o manejando sin un destino especifico, ya sea conduciendo o viajando a un lugar lejano. Siga estos consejos:

- Cuando este comprando comida, planifique con anticipación el comprar una variedad de alimentos ricos en nutrientes para sus comidas y "snack" para consumirlos durante la semana.

- Cuando compre un almuerzo rápido, como un emparedado con pan de grano entero también elija leche baja o libre de grasa, agua, u otras bebidas sin exceso de azúcar.

- Como coma afuera, elija platillos hervidos, asados o a la parrilla, en vez de aquellos fritos, saltados o servidos con salsas.

- Si elije consumir alguna salsa pida que se la sirvan en un plato separado de manera que pueda controlar la cantidad que va a comer.

- Frutas frescas y vegetales son siempre una decisión ganadora. Hay una frase que dice: "Una manzana al día mantiene al médico lejos" pero bueno, yo no lo tomaría tan serio, pero las manzanas son una gran fuente de fibra, y pueden ayudar a disminuir el colesterol. Solo recuerde que debe de lavarlas muy bien si planea comerlas sin pelarlas. ¿No le gustas las manzanas? Puede tratar guineos, los cuales tienen potasio, acido fólico, vitamina C y B6.

- Cuando este en un viaje largo empaque

frutas frescas, vegetales cortados, barritas de queso, nueces sin sal, para mantenerlo lejos de sus impulsos menos saludables.

Bocadillos saludables para los niños.

Sabemos bien que nuestros exigentes pequeños rechazaran muchas de nuestras selecciones saludables para ellos así que ¿como hacemos para que decidan que coman comidas saludables que los provean de una buena nutrición esencial para su crecimiento y desarrollo así como prevenir enfermedades potencialmente debilitantes como enfermedades cardiacas, hipertensión, diabetes o incluso derrame cerebral en el futuro? Simplemente introduzca "snacks" saludables y a la vez deliciosos como:

Muchas frutas frescas y vegetales: dejemos que ellos elijan los que les gusten mas. Las frutas pueden ser servidas frescas, congeladas, enteras o cortadas en trozos, copas de frutas, frutas secas, enrollados de frutas (sin añadir azúcar) helados de frutas, batidos de fruta caseros, y la lista sigue creciendo.

Granos: granos bajos en grasas son una buena opción Buenos para preparar un "snacks".

Panecillos, rosquillas, galletas y tortas de arroz son excelentes opciones.

Comidas lácteas bajas en grasa: proteja sus jóvenes corazones. El ofrecer yogurt en formas atractivas para los niños son fuentes aceptables para añadir el calcio necesario para el desarrollo de dientes y huesos fuertes. Si usted usa queso, use uno bajo en grasa en pequeñas porciones.

¡Claro que si! Ayuda adicional para los atareados padres o apoderados puede ser encontrada cuando sus hijos visiten "Las pirámide de los niños" que esta en la página electrónica del departamento de agricultura de los Estados Unidos: www.mypiramid.gov. Aquí usted y los niños encontraran un pirámide colorida donde se puede marcar el número de porciones adecuadas de grasas, leche, carnes, vegetales frutas y granos que se comen diariamente. Puede ser divertido y convertirse en un juego familiar que estimule una adecuada alimentación y ejercicio.

¿Que hacen las vitaminas y minerales?

Las vitaminas son una fuente importante de antioxidantes que protegen el organismos de los radicales libres que son liberados en un proceso llamado "oxidación". Se sabe que estos radicales libres contribuyen al desarrollo de ciertos tipos de cáncer. El consumir vitaminas en dosis adecuadas ofrece cierta protección contra la producción de radicales libres.

La mayoría de los vegetales son la mejor opción para suplementar buenas vitaminas. Las frutas, como por ejemplo naranjas son una gran fuente de vitamina C. Yo tomo en cuenta las ACEs : vitaminas A-C-E y selenio cuando selecciono fuentes de buenas vitaminas.

Si usted es mayor de 50 años, puede considerar suplementos vitamínicos como Centrum. Omega-3 y el aceite de semillas de lino, estos proveen una excelente protección para el corazón. La vitamina D3 ayuda con la absorción de calcio. Sin embargo asegúrese de discutir estas sugerencias con su médico.

Los minerales son también una importante fuente de antioxidantes. Algunos del mas importantes como el   zinc , cobre y manganeso , forman un antioxidante muy importante que neutraliza los radicales libres, previniendo el daño a nuestras células.

Una palabra acerca del agua:

El cuerpo de los niños esta constituido por un 75% de agua. Una vez adultos, el porcentaje de agua disminuye a un 60%. El agua provee de un ambiente líquido que alimenta a varios tipos diferentes de células y da mantenimiento a muchos tejidos y músculos incluyendo el músculo cardiaco.

Se sabe que el agua ayuda a remover el colesterol del cuerpo y puedo ayudar a disminuir la presión arterial. Un estudio mas detallado en el Internet le dará información adicional sobre los beneficios de tomar cantidades adecuadas de agua. Nosotros deberíamos beber alrededor de 4 – 16 onzas de agua en 24 horas, a menos que su médico le diga lo contrario como sucede en casos como insuficiencia cardiaca.

Comprando haciendo uso de las etiquetas: ¿Que es bueno? y ¿Que es malo?

El familiarizarse con las etiquetas que muestran los contenidos nutricionales es elemental para escoger los alimentos que sean bajos en grasa, sodio y preservativos. El gobierno exige que todos los ingredientes sean listados en las etiquetas de las comidas. La información dada en la parte superior muestra los porcentajes de grasa, carbohidratos, proteínas y fibra, y otros ingredientes. La sección inferior muestra otros ingredientes en letra pequeña de acuerdo con la cantidad, empezando con aquellos que se encuentran en mayor cantidad y terminando con lo de menor concentración.

Es aquí donde normalmente encuentra los preservantes añadidos. Mientras mas grande sea la lista mas grandes es la cantidad de aditivos. Las comidas que contienen una gran cantidad de preservativos son aquellas que usted debe de evitar.

Cuando lea la etiqueta empiece con la parte superior . Encuentre el tamaño de cada porción. Eso le dirá la cantidad de cada ingrediente por porción. Si usted consume el doble de la porción señalada estará doblando la cantidad de ingredientes consumidos.

Por ejemplo, si la porción que consume es de 2 onzas o 20 papitas, eso significa que cualquiera que sea la cantidad de grasas, azucares, o sodio (sal) mostrada en la etiqueta, eso será lo que estará consumiendo si usted come la porción recomendada. Sin embargo, si usted consume el doble de la porción como por ejemplo comer 40 papitas en vez de 20, eso significaría que usted esta consumiendo el doble de grasas, sodio, azucares y cualquier otro ingrediente listado en la etiqueta. Ahora que usted entiende las etiquetas con los contenidos nutricionales, practique lo aprendido leyendo una o dos de ellas cuando la siguiente vez que vaya a comprar alimentos. Antes de lo que se imagina ya estará leyendo todas las etiquetas. Y esa es la idea. Lea antes de comprar.

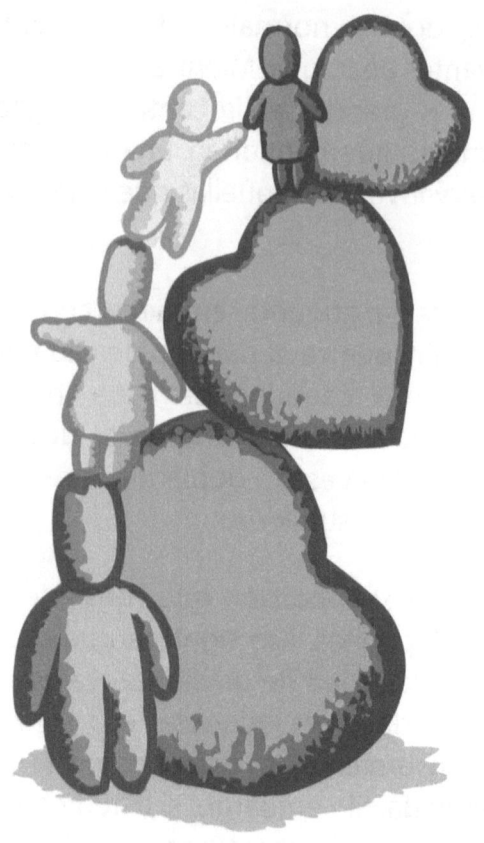

Empiece trabajando para alcanzar sus metas para una vida mas saludable: Siéntase mejor hoy y mas saludable mañana.

Sus opciones diarias de comida y su actividad física afectaran su salud, como se siente ahora, mañana y en el futuro. Las Guias dietéticas para los americanos del 2005, sugiere 30 minutos de ejercicios al dia, incluyendo caminar a la estación de bus, caminar en el trabajo, especialmente durante la hora del almuerzo, cuando y donde sea que pueda mover su cuerpo por lo menos 30 minutos, y la mayor cantidad de días posibles durante la semana, ayudara a quemar las calorías adicionales que su cuerpo necesita para funcionar saludablemente. Una vez mas, es importante consultar con su médico antes de iniciar un programa de ejercicios.

Recuerde:

El comer el tipo adecuado de comidas y el diseñar un programa de ejercicio personal a través de su médico de tal manera que pueda incluir a su familia, demostrara perserverancia en alcanzar sus metas para un estilo de vida mas saludable. Es importante no darse por vencido, el incluir a su familia y amigos al unirse a sus esfuerzos hara que su jornada sea mas divertida.

Mientras vaya avanzando, el beneficio de sus esfuerzos será visto cuando usted y por los suyos cuando empiecen a planear sus dietas y comiencen a comentar acerca de alimentos mas saludables para comer. Por tanto siéntase seguro de que mientras mas avance hacia sus objetivos usted también sera testigo del inicio de un cambio entre su familia y amigos.

Cuando coma afuera o cuando este por salir, NO **CEDA ANTE LAS MALAS OPCIONES NUTRITIVAS.**

¿Que se puede decir acerca de ejercicio efectivo?

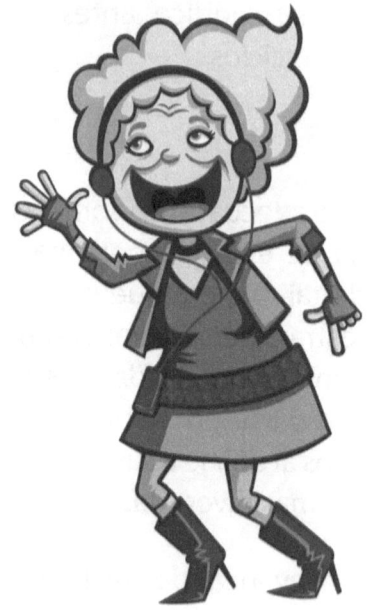

Encuentre el equilibrio entre comida y actividad física

Para empezar un nuevo YO mas saludable, usted debe ejercitar activamente su cuerpo. La actividad física regular, es importante para un verse bien y estar saludable. Mas aun, el ejercicio ayuda a controlar su peso corporal al balancear la energía (calorías) que usted consume con sus alimentos con la energía (calorías) que usted usa con el movimiento diario.

Los niños y los adolescentes necesitan alrededor de 60 minutos o mas al dia de actividad física, para evitar una excesiva acumulación de calorías.

Asegurese de que usted y su familia mejoren sus chances de obtener un buen estado de salud visitando a su médico regularmente, a su dentista o cualquier otro profesional indicado por su médico, especialmente antes de iniciar un programa de ejercicio si usted es mayor de 40 años.

<u>Algo para recordar acerca de la Energia entrante y saliente</u>

Sea consciente que cuando empiece su diario comer y actividad física: Por cada 100 calorias que su cuerpo emplee en la forma de ejercicio físico, usted ganara un libra mensual o alrededor de 10 12 libras por anho. Por lo tanto, el mantener su peso corporal, o para reducir su talla, usted **DEBE DISMINUIR** *su ingesta de calorías e* **INCREMENTAR** *su actividad física.*

La relación entre el estrés y el comer

Frecuentemente cuando están estresadas, algunas personas, comen en exceso. El resistir esta forma de comer en exceso es un reto que puede ser muy difícil. El encontrar ayuda espiritual, un compañero de oración , un compañero de comida saludable, un proveedor de salud certificado o un nutricionista es el primer paso para lidiar con esto. No tome esto como algo que usted debe de hacer debido al estrés. Las presiones del diario vivir no lo llevaran a ningún lado. El encontrar maneras saludables de lidiar con el estrés puede marcar la diferencia entre tomar decisiones saludables o preparar aquella comida deliciosa pero hecha con demasiadas grasas azucares y sal. Pregunte a su médico por recomendaciones sobre herramientas para manejar el estrés.

Recetas:

Para ayudarlo mejor, le incluyo algunas recetas que saben bien y son buenas para usted. Trate de usar estas recetas la siguiente vez que tenga el deseo de cocinar un buen platillo. Por favor tenga en cuenta los puntos generales acerca de cocinar *cualquier* platillo mientras revisa sus recetas.

Puntos Generales a Recordar

Antes de la preparación de cualquier comida:
Remueva todos sus anillos y lavese las manos por 20 segundos. Frotelas vigorosamente: frote las uñas de una mano contra la palma de la otra, entrelace los dedos y frótelos una y otra vez, enjuague sus manos, una por una, mientras las posiciona apuntando el fregadero. Finalmente, seque sus manos, empezando en las muñecas dirigiéndose hacia los codos. Ahora, usted esta listo para empezar a preparar sus alimentos.

Preparacion higienica de los alimentos: Cambie los utensilios cuando vaya de los vegetales a otro tipo de comidas para evitar una potencial contaminación de sus alimentos.

Frituras: Evite freir cuando pueda. Hay varios instrumentos de cocina que pueden remover la grasa cuando cocina. Si usted debe de freir, utililice aceite de mani o canola, queno continenen o son bajos en grasas saturadas.

Asar a la parrilla es una alternativa saludable probada para freir y hace que el cocinar en tiempo de verano sea mas divertido. Una parrila dentro fuera de casa puede ser usada como una alternativa para freir. Sea consciente de cocinar comidas frescas, especialmente carnes, usando y tiempo y la temperatura correcta para disminuir la posibilidad de intoxicación alimentaria.

Hamburguesas de relleno de la mama de Jean:

Equipo necesario

Recipiente para mezclar (tamaño mediano)
Parrilla eléctrica (tamaño mediano)
Aceite de canola en spray
Una sarten pequeña
Ingredientes
½ caja de crutones sazonados
1 ½ cuchara de condimento de pollo en polvo
1 huevo
½ taza de cebolla finamente picada
½ taza de apio finamente cortado
½ taza de margarina de canola baja en grasa
2 tazas de agua hirviendo

Rociar la parrilla ligeramente con el spray de aceite de canola y pre caliéntela por aproximadamente 3 minutos.

Amase las hamburguesas hasta alcanzar el tamaño deseado y póngalas en la parrilla por 3 tres minutos por cada lado. Remuevalas y cúbralas.

Estas hamburguesas pueden ser comidas solas o con una salsa ligera, pavo al horno, chucruta, arandanos u otros vegetales a su gusto.

¡No olvide incluir un delicioso postre bajo en grasas!

¡Ummmm!

Tilapia al limón, queso parmesano con vegetales verdes.

2 ½ Filetes de tilapia
2 cucharadas de margarine (marca Olivio)
2 cucharadas de zumo de limón
Ajo y condimentos herbales
Para la salsa de limón con queso parmesano
1 taza de mayonesa baja en grasa
2 cucharadas de zumo de limón
½ taza de queso rallado

Ponga los filetes en un en un plato para hornear y úntelos con *Olivio* (un tipo de margarina a base de aceite de olivo que sabe a mantequilla). Vierta el zumo de limón y hornee por aproximadamente cinco minutos o hasta que se dore el pescados y se desmenuce fácilmente.

Mezcle los ingredientes de la salsa y vierta 1 o 2 cucharadas sobre cada porción. Hornee por 2 minutos o hasta que la salsa espese o este dorada.

Remueva del horno inmediatamente y sírvalo sobre vegetales mixtos prelavados con papas horneadas o salteadas.

Ensalada en salsa de mango y frejoles

En un recipiente para mezclar prepare lo siguiente:

4 tomates cortados en cubitos
1 diente de ajo
1 cebolla
1 jalapeno (opcional)
1 ajiamarillo
1 mango

Agregue una lata de frejoles y adórnelo con ½ taza de culantro picado; escurra el jugo de un limón encima. Mezcle todo y refrigérelo por una hora. Esta deliciosa salsa es mejor sobre pescado, sobre una lechuga o con camarones o servido con trozos de pollo sazonado a la parrilla.

Planeamiento del menú

Para usted y para su familia, el comer saludablemente requiere cierto planeamiento. Usando la pirámide alimentaria porque no diseñar su propio menú o planear para el resto de la semana. Siguiento eso m modifiquelo como usted lo desee para añadir una variedad de almidones, carnes, vegetales y frutas. ¡No olvide los postres!

Esto puede en realidad convertirse en algo divertido de hacer. Haga un menú para la semana, usando su calendario, o uno hecho por su hijo. Por favor permita que los niños, nuestros exigentes comensales, ayuden en el planeamiento. Quizas asígneles a ellos un dia; digamos jueves o viernes (haga como si fuera una película familiar nocturna en casa), Solo observe el contenido graso, la cantidad servida con los postres, y usted ya deberá estar listo para planear estos eventos. Recuerde fomentar yogures divertidos y con las frutas favoritas de sus hijos.

Tome pasos **gigantescos** y **pensamientos para reflexionar** mientras enpieza su jornada.

Planeando la jornada de una comida familiar semanal

Aquí es donde en donde usted encontrara una gran diversión en seleccionar las mejores comidas para usted y su familia: Miestras este de compras en su tienda favorita, busque por los pequeños libros de recetas que muestren recetas saludables y simples para aquellos de ustedes que sean vegetarianos, hay varias opciones. Planee sus menus de tal manera que incluyan algunas de las recetas simples y divertidas que usted encuentre en la internet o en su programa de cocina favorito. Solo tenga en mente los contenidos de sodio, grasas y colesterol mencionados en este pequeño libro de bolsillo.

Una vez que haya hecho su selección trate de seguir lo que le sugiero a continuación:

Por una semana, marque aquellos alimentos que haya escogido como alimentos saludables. Usted sabe cuales son basados en las etiquetas de los mismos.

Alimentos saludables elegidos	Lunes	Martes	Miercoles	Jueves	Sábado	Domingo
Carnes: Cortes magros						
Leche Cualquiera que no sea entera o yogurt -requesón; queso - no mas de 2-6 gramos Grasa/onza						
Substitutos de huevos bajo en grasas o clara de huevos						
Aceite de canola o de mani; margarina						
Panes, panecillos, o tortas de arroz						
Todas las frutas						

Salidas y comidas afuera:

Cuantas veces, en los últimos 30 DIAS, mientras come un su restaurante favorito, le he preguntado al mozo si cuentas con un menú bajo en sodio, ya que yo deseo limitar mi ingesta de sodio ya que tengo una fuerte predisposición familiar de hipertensión.

ESCRIBA EL NUMERO AQUÍ:_____

Un compromiso: Cuando coma fuera de casa o en ella, Yo me comprometo a observar mi propio sodio especialmente si he sido diagnosticado de hipertensión o pre hipertensión (presión arterial entre 120/80 – 139/89). Yo deseo esforzarme para limitar mi ingesta de sodio a no mas de 200 a 300 por porción, por comida.

Tome notas aquí de los lugares visitados y que tan bien cumplen con sus pedidos. Si es que no pudieron, usted tendrá que pensarlo nuevamente acerca de que pedirá usted o donde eligira comer.

1.

2.

3.

Enfocándose en obtener una buena salud de por vida

Para los hombres y mujeres que ven a este pequeño libro como una guía de buenas prácticas de salud, es importante que haga que estén dispuestos a seguir las guias de prevención de la salud como lo ordene su médico.

Damas:

Toda dama debe de informarse acerca de los programas de prevención que deben de ser realizados. Cuando visite a su médico, pregunte acerca que que tan seguido debe de ser realizarse un papa nicolau y una mamografía, cumpla con lo programado y dese a usted misma la oportunidad de obtener la ventaja de una vida mas saludable y duradera.

Por otro lado , hay algunos otros programas de prevención que son ofrecidos dependiendo de su ascendencia, tal vez en una edad mas temprana si usted es afro americano , latino, nativo de Alaska, Isleño del pacifico, Indio Americano, judío, ASiatico americano, o y es mayor de 65 años. Estos programas de prevención pueden incluir glucosa para diagnosticar diabetes, chequeo de la presión mas frecuentemente (si tiene una fuerte predisposición familiar de hipertensión, derrame cerebral, infarto cardiaco u otras formas de enfermedad cardiaca. Consejo Genetico en familias en las que existe anemia de células falciformes si procede del mediterraneo y/o si es descendiente afro americano o enfermedad de Tay-Sachs si es descendiente de judíos.

Hombres

Los hombres debes de recibir un examen de próstata una vez al año si son mayores de 40 años. Su médico puede enseñarle como autoexaminarse para determinar si tiene alguna anormalidad en el escroto.

Esta bien reconocido por el Instituto Nacional del Cáncer que la probabilidad de desarrollar cáncer de mama entre el sexo masculino es solo del uno por ciento. Sin embargo, si hay una historia familiar de cáncer de mama en la familia, entre mujeres y hombres, entonces este hombres estará en riesgo y deberá consultar a su médico para ser prevenido. Algunas de los posible factores de riesgo para desarrollar cáncer de mama en los hombres incluyen el consumo de alcohol, obesidad, la falta de ejercicio regularment, exposiciones ambientales, desbalances hormonale, y la exposición a productos derivados del tabaco ya sea fumando o a través de fumar pasivamente.

Por lo tanto, es de suma importancia que visite a su médico si se da cuenta de un bulto en la mama para descartar cáncer de mamam sobretodo si tiene familia de cáncer de mama.

Como Reconocer : un infarto cardiaco y un derrame cerebral

Al hablar de ataques cardiacos y derrames cerebrales, de acuerdo con la Asociación Americana del Corazón (Ameritan Herat Asociación), la enfermedad cardiaca, y el derrame cerebral son las dos principales causas de enfermedad cardiaca y constituyen la primera y tercera causa de muerte en los Estados Unidos. Cuales son los pasos a seguir para promover un corazón saludable y para prevenir el derrame cerebral.

1. No fume.
2. Sepa su colesterol y conozca sus números.
3. Sepa su presión arterial rutinariamente y conozca sus números.
4. Hágase la prueba de diabetes
5. Como comidas saludables para su Corazón : granos enteros, vegetales, frutas, carnes magras, quesos bajos en grasas, productos lácteos, limite sus grasas saturadas (mantequilla, helados,

productos horneados, leche entera, carnes con grasa)

6. Si usted toma alcohol, no tome mas de una bebida al día.

7. Conserve un peso saludable.

8. Coma menos sal y azúcar.

9. Siga moviéndose (por lo menos 30 minutos de ejercicio por lo menos 3 veces a la semana.

10. Tome las medicinas que le han recetado.

Cuales son los signos de un infarto cardiaco

1. Dolor o malestar en el centro del pecho

2. Dolor o malestar en alguna otra parte de la parte superior de su cuerpo incluyendo el cuello, la mandibula, los brazos o el estomago.

3. Falta de aire, nausea, sudoración fría, sensación de mareo, o desvanecimiento.

Si usted tiene estos síntomas y usted sabe que el la primera vez que los tiene, por favor llame al 911.

No trate de manejar usted mismo al hospital.

No le pida al alguien mas que lo lleve al hospital.

Solo un personal entrenado puede encargarse de un empeoramiento de sus síntomas que pudiera ocurrir mientras se dirije al hospital.

¿Que es un derrame cerebral?

Cuando a alguna parte de su cerebro no recibe la cantidad de sangre que requiere, las células cerebrales empezaran a morir. Puede ser de dos tipos: debido a un bloqueo , o que la sangre no pueda llegar al cerebro debido a una hemorragia (un vaso cerebral estalla generando un sangrado dentro del cerebro).

¿Cuales son la señales de un derrame cerebral o de un o un principio de derrame cerebral ?

1. Una debilidad o adormecimiento en un lado de su cuerpo.

2. Dificultad para hablar, para entender lo hablado, un dolor de cabeza –mas fuerte que nunca, o nauseas.

3. Dificultad para caminar o para mirar por uno o por los dos ojos.

Por Favor llame al 911. No trate de manejar usted mismo al hospital, y no se recueste a

descansar. Obtenga ayuda inmediatamente, cada segundo cuenta.

Su investigación y compromisos

Ahora, consideremos un punto mas serio, Midamos como sus esfuerzos en ayudar a su familia a reducir los riesgos de padecer una enfermedad causado por el exceso de comer y/o por el hecho de comer muchos ingredientes potencialmente dañinos en su dieta:

Hipertensión, y/o prevención de enfermedad del Corazón:

Juntos con mis opciones de comida, yo me comprometo a seguir un programa general de ejercicios prescrito por mi médico. Aprenderé a reconocer los síntomas de un ataque al corazón y de un derrame cerebral y cuando debo de llamar al 911, como lo expuesto en este libro. (por favor escríbalos debajo):

1.

2.

3.

4.

<u>Prevención de cáncer:</u>

Ahora, deseo tomar nota de cierta información importante, que encontré navegando el sitio electrónico de la Sociedad Americana del Cáncer (American Cancer Society) entre la relación que existe entre nutrición y la prevención de ciertos tipos de canceres. ¿Cuales son valores listados en el comer frutas: frescas, congeladas o secas?.

1.

2.

3.

4.

¿Cuales son los sietes signos de cáncer encontrados en la página electrónica de la Sociedad Americana del cáncer?

1.

2.

3.

4.

5.

6.

7.

Prevención de Diabetes:

"Las perlas" que descubrí mientras investigaba como una buena nutrición podría prevenir Diabetes Mellitus en el adulto, de acuerdo con la página electrónica de la Sociedad Americana de Diabetes (American Diabetic Association) .

¿Le he preguntado a mi médico acerca de como usar el agave néctar, es natural , y podría ser una alternativa al azúcar, especialmente para aquellos que ya tienen diabetes?

1.

2.

Resumen de comidas saludables

- NO olvide sus frutas, por lo menos cuatro veces al día para obtener vitaminas y fibra.

- Agregue mas vegetales, están llenos de vitaminas , y son bajos en calorías.

Si usted usa anticoagulantes, limite los vegetales de hojas verdes y oscuras, ellos contienen vitamina K, que causa que la sangre se coagula mas rápidamente. Pídale a su médico que le de una lista de las comidas que no debe de comer en exceso mientras este consumiendo anticoagulantes. Existen buenas opciones con vegetales de color naranja como zanahorias, camotes, calabaza, calabacín y frijoles y chíncharos como frijoles pintos, frijoles negros, garbanzos, guisantes y lentejas.

- No olvide los granos enteros para obtener fibra. Que es necesario para remover los grasas no deseadas. Tome mas líquidos ya que la fibra ayuda a absorber mas agua. Usted debe de evitar la deshidratación. ¡Obtenga calcio! **Ayuda a fortalecer sus huesos y sus dientes:** disfrute de leche libre de grasa o baja en grasa y productos lácteos, 3 tazas de leche baja en grasa o sin grasa o su equivalente en yogurt bajo en grasa, y/o queso bajo en grasa (1½ onzas de queso equivalen a una taza de leche) cada dia. Para niños entre 2 a 8 años de edad, es dos tazas de leche. SI usted no puede o no bebe leche, elija productos libres de lactosa y/o alimentos y bebidas fortificados en calcio.

• Busque proteínas: mantenga un cabello y uñas saludables, que su fuente de proteínas sean carnes magras, pollo, pesacado, frejoles, huevos y nueces. Limite las carnes a 2 onzas en el almuerzo, y 3 onzas en la cena. Una "escala postal" o una escala de comida, puede ayudarlo a pesar sus comidas hasta que se acostumbre a las porciones.

• Hornee las porciones sazonadas con su sazonador libre de sal favorito. ¡No olvide comprobar el contenido de sal en todos los condimentos! La mayoría de comidas congeladas están fuera de la lista a menos que compre alimentos congelados de bajo contenido de sodio. Una vez mas, ¡lea las etiquetas! Escoja sus alimentos que tengan etiquetas que muestren ser bajos en grasas saturadas, grasas trans, colesterol, sal (sodio), y azucares añadidos.

• Si usted DEBE de freir, use aceite de canola , o aceite de mani.

• Limite los carbohidratos a no mas de ½ taza por comida: alrededor de 1 rebanada de pan, 1 taza de cereal en el desayuno, o media taza de arroz cocido o pasta. Asegurese que ciertos granos como el arroz, trigo o avena sean referidos como "enteros" en la lista de ingredientes.

- Evite azucares concentrados

- Evite comidas grasosa, que pueden ser dañinos para su hígado y para sus musculos.

- Visitas regulares a su médico y su dentista constituyen elementos escenciales para mantener una saludas personal y familiar.

Finalmente, me gustaría darle la oportunidad de aplicar lo aprendido en diseñar un segundo plan de comida para una semana. Le he proveído de un lugar para que apunte el menú de la primera semana, solo copie esa hoja y déle un segundo o tercer intento mientras continua su jornada para tomar decisiones de comidas mas saludables.

¡Lo que quiera que haga, no se de por vencido! ¡Manténgase firme! Yo se que usted lo puede lograr. Dios lo bendiga y mucho éxitos. Continue la práctica del decir NO a aquellos alimentos dañinos llenos de grasas , mientras es consiente de que **"Si no esta dentro de ti esta sobre ti "**

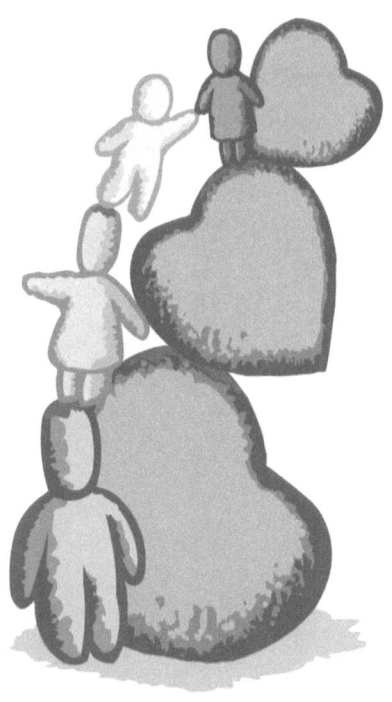

Ponga al alcance y ayude a su familia y amigos a apreciar el comer saludablemente. *De cualquier manera, hágales saber que usted esta comprometido en continuar andando por el sendero de un estilo de vida mas saludable al tomar alternativas de comidas mas saludables. ¡Dios lo bendiga!*

NOTAS: Mis lugares donde comer favoritos que sirven menús asequibles y saludables.

NOTAS: De mis amigos a quienes he convencido unirse a mi en que comer saludablemente constituye una prioridad de la comunidad.

NOTAS: de como la familia ha progresado en comer "snacks" saludables.

NOTAS: de recordatorios para mantener un calendario familiar en el refrigerador para aquellas citas familiares de actividades que incentiven buenos ejercicios para los niños, y para planear aventuras saludables a la hora de comer tanto en casa como en la comunidad

NOTAS: De clubs en los que tengo interés en formar parte tanto yo como mi familia para bailar o simplemente un buen entrenamiento.

NOTAS: de Algunas de las grandiosas bebidas que he encontrado útiles para mi, y que tienen un alto contenido de antioxidantes que luchan en contra los MALOS radicales libres que pueden causar algunos tipos de cáncer.

NOTAS:

NOTAS:

NOTAS:

NOTAS:

Jean Gaffney

fuentes de información

American Cancer Society
American Diabetes Association
American Heart Association
National Cancer Institute (2009) *Información general acerca del cáncer de mama masculino.*
   Obtenido en Enero del 2010 de
   www.cancer.gov

La Sagrada Biblia
U.S. Department of Health and Human Services
U.S. Department of Agriculture
   www.health.gov/dietaryguidelines

Sobre la Autora:

Jean vive en Baltimore , Maryland donde trabaja como proveedora de salud con mas de 25 años de experiencia en el cuidado directo de pacientes como Asistente médico certificada así como BSN y RN en cardiología en un hospital local en Baltimore. Independientemente de las áreas en las que práctica, es conocida por pasar tiempo de calidad con sus pacientes, enseñándoles como el comer saludablemente puede afectar su curación y promover una vida mas larga. Su experiencia profesional la ha llevado a practicar en varios hospitales locales y clínicas privadas en Baltimore.

Su amor por educar al público acerca de optar por una buena salud, la ha llevado a participar en muchos eventos comunitarios, en los que ha tenido la oportunidad de compartir con muchos grupos de edad. Ella cree en un enfoque holístico para el mantenimiento de la máxima salud posible para el cuerpo , la mente, el alma y el espíritu. Mas allá de eso ella cree que cuando una área no esta desarrollada las otras se encuentran afectadas negativamente.

Ella espera mejorar la parte "física" con la ayuda de este pequeño libro.

Su alimento espiritual viene a través de los servicios que brinda en su iglesia y su comunidad. Ella es miembro de una iglesia local en Baltimore, Maryland. Jean ha organizado y participado en muchas Iglesias en Baltimore, incluyendo su iglesia, donde ha desarrollado servicios educativos y de salud comunitarios en ferias de salud para adultos y niños.

Como cantante del evangelio desde su adolescencia temprana, ella ha cantado con coros equipos de alabanza y adoración y con su propia hermana en un trío evangélico, que q veces los han llevado fuera del estado en actuaciones para la iglesia y la radio.

Ella da gracias a sus pastores, Dr. Brenda y Ernest Sewell y a su viejo amigo y compañero de trabajo Dr. Carmellus Ezeugwu y Dr. Celian Valero por las contribuciones en revisar esta publicación y ha incluido sus comentarios como parte de esta publicación.

Ella da gracias especiales a su hija Kimberly, quien con sus expertos gráficos y ayuda en la edición ayuda mucho a producir el tipo de libro que ella quería para la comunidad.

Jean planea continuar publicando mas lecturas en el futuro enfocándose en obtener y mantener familias saludables. Ella invita a los lectores a visitar su página electrónica donde resalta el concepto de un enfoque holístico para una vida mas saludable. Su página electrónica puede ser visitada en www.joshuashost.org. Es su deseo el que esta publicación lo divierta en aprender como **¡*Comer bien para mantenerse bien!*.**